Muskelaufbau

Wie du durch perfektes Training und optimale Ernährung deinen Traumkörper erreichst

René Engert

ISBN: 1537775898
ISBN-13: 978-1537775890

Haftungsausschluss

Der Inhalt dieses Buches wurde mit größter Sorgfalt erstellt und überprüft. Für die Vollständigkeit, Aktualität und Richtigkeit der Inhalte kann jedoch keine Garantie oder Gewähr übernommen werden.
Der Inhalt dieses Buches repräsentiert die persönlichen Erfahrungen und Meinungen des Autors und dient nur dem Unterhaltungszweck. Der Inhalt darf nicht mit medizinischer Hilfe verwechselt werden. Es wird keine juristische Verantwortung für Schäden übernommen, die durch kontraproduktive Ausübung oder Fehler des Anwenders entstehen. Es kann auch keine Garantie für Erfolg übernommen werden. Der Autor übernimmt daher keine Verantwortung für das
Nicht-Erreichen der im Buch beschriebenen Ziele.
Es können Links zu Webseiten im Buch vorhanden sein. Es besteht kein Einfluss auf die Inhalte dieser Webseiten, daher kann für diese Inhalte keine Gewähr übernommen werden. Die Webseiten wurden zum Zeitpunkt der Verlinkung auf mögliche Rechtsverstöße überprüft. Für die Inhalte der verlinkten Webseiten ist der jeweilige Anbieter bzw. Betreiber verantwortlich. Zum Zeitpunkt der Verlinkung konnten keine rechtswidrigen Inhalte festgestellt werden.

Inhalt

Vorwort

Häufig werde ich von Personen angesprochen, die ihren Körper unter anderem schon über Jahre hinweg regelmäßig trainieren, sei es zu Hause oder im Fitnessstudio. Zu Anfang haben diese Leute nur kleine Erfolge verzeichnen können. Ihr Köpergewicht reduzierte sich etwas, Muskelansätze wurden sichtbar, sie wurden selbstbewusster und fühlten sich vital. Selbstverständlich waren damit ihre Ziele noch nicht erreicht. Der Großteil dieser Personen hatte das Ziel:

Muskelaufbau, kontinuierliches Muskelwachstum, reduzieren des Körperfettanteils und damit Aufbau „fettfreier Masse".

So auch ein alter Freund von mir, nennen wir ihn Paul.
Paul war motiviert, zielstrebig und trainierte regelmäßig und kontinuierlich.
Er kontaktierte die Trainer im Fitnessstudio, optimierte seinen Trainingsplan und besuchten das Studio irgendwann nicht mehr dreimal pro Woche, sondern teilweise fünf- bis sechsmal. Wie war wohl das Resultat seiner harten Arbeit?

Seine Erfolgskurve nahm schnell ab, bis er an einem Punkt angekommen war, an welchem er auf der Stelle stand. Er konnte weder seine Kraft steigern, noch sein Körpergewicht erhöhen und, versteh mich bitte nicht falsch, Paul war zu diesem Zeitpunkt nicht besonders muskulös noch sonderlich stark. Er wog ca. 72 Kilogramm bei einer Körpergröße von 1,83 Meter, was auf keinen Fall schlecht oder gar ungesund ist, aber Paul wollte mehr, er wollte stärker werden und seine Muskeln endlich wachsen sehen.

Wie ist es bei dir?

- Bist du mit deinem Trainingserfolg unzufrieden?
- Willst du stärker werden?
- Willst du deine Muskeln wachsen sehen?
- Willst du endlich den Erfolg, den du dir verdienst?

Dann mach es doch einfach wie Paul!

Ich zeige dir auf den kommenden Seiten, was du wissen und anwenden musst, um deinen Traumkörper erreichen zu können.
Lass uns keine Zeit verlieren!

1. Definiere dein Ziel!

„Wenn du das tust, was du immer getan hast, dann wirst du auch genau das bekommen, was du immer bekommen hast“

Du musst etwas ändern, um dein Ziel zu erreichen. Aber was ist genau ist eigentlich dein Ziel? Lege dein Ziel genau fest, indem du dir überlegst, was du genau erreichen willst. Gern helfe ich dir dabei: Da du dir dieses Buch ausgesucht hast, sollte dein Ziel prinzipiell sein, dass du zunehmen möchtest. Selbstverständlich nicht an der Hüfte, sondern an „fettfreier Masse“, also Muskelmasse.

Ein Ziel sollte stets messbar sein, also solltest du dir überlegen welches Gewicht deinem Ziel und deinen Wünschen entspricht. Beachte hierbei bitte, dass es auch realistisch ist, solltest du beispielsweise pro Woche zehn Kilogramm zunehmen wollen, ist das nicht nur unrealistisch, es wäre zu dem auch unheimlich gesundheitsschädigend. Weiterhin macht es Sinn sein Ziel in Teilschritte zu untergliedern. Warum ist das so?

Stell dir vor, du müsstest heute auf der Bühne neben den erfolgreichsten Bodybuildern und Fitnessmodels posieren und eine Juri würde deinen Auftritt bewerten müssen. Was meinst du, wie erfolgsversprechend deine momentane Situation wäre?

Viele Menschen werfen nach solchen Situationen schnell das Handtuch und suchen sich neue Ziele, weil der Weg so schwierig scheint. Das heißt nicht, dass du keine großen Ziele und Träume haben sollst, das ist von grundlegender Wichtigkeit im Leben, aber ist es nicht leichter, wenn das erste Ziel ist, regelmäßig zum Training zu gehen, die Übungen korrekt auszuführen, das Trainingsgewicht kontinuierlich zu steigern und erste Erfolge im Spiegel zu sehen?

Setze dir Zwischenziele, so wirst du schneller Erfolge sehen und es wird dir leichter fallen am Ball zu bleiben.

Sobald du dein Ziel mit seinen Teilzielen für dich definiert hast, schreibst du dein Ziel auf und verpflichtest dich dieses zu erreichen, du gibst 100 Prozent, bist willensstark und fokussiert!

Praxistipp:
Solltest du einmal in ein Motivationstief fallen, sorge vor! Richte deinen Hintergrund auf Tablet, Laptop oder Smartphone so ein, dass er dich ständig an dein Ziel erinnert und dir bewusst macht, wie unbefriedigend es ist, wenn du dieses nicht erreichst. Auch „Erinnerungen“ die du am Spiegel zu Hause, im Auto oder am Kühlschrank anbringst, so dass du sie täglich sehen kannst, wirken Wunder und beeinflussen deine bewussten und unterbewussten Entscheidungen, hinsichtlich auf dein Ziel, positiv. Deine Disziplin wird sich steigern!

2. Plane deinen Erfolg!

„Kein Plan übersteht den Feindkontakt“

Deswegen musst du planen, es gibt zu viele Störfaktoren, die dich beim Erreichen deiner Ziele verlangsamen oder im schlimmsten Fall daran hindern es überhaupt zu erreichen. Plane deinen Tag und deine Woche:

- Wann erledigst du die wichtigsten Aufgaben?
- Wann verbringst du Zeit mit deiner Familie und Freunden?
- Wann gehst du zum Sport?
- Wann musst du „Was“ unternehmen, um dein Ziel zu erreichen?

Plane ausreichend Zeit für Familie und Job ein, aber begehe nie den Fehler und vernachlässige dich selbst, deine Ziele und Träume. Nur so kommst du deinem Ziel näher und arbeitest parallel auch an den anderen Lebensbereichen.

Praxistipp:
Unterrichte deine Familie von deinem Vorhaben. Erkläre was du ändern möchtest und bitte um Unterstützung. Dein Ziel wird sich auch auf deine Familie bzw. deinen Lebenspartner oder auch auf deinen Mitbewohner auswirken. Plane so etwas vorher. Solltest du deine Ernährung umstellen und deine Familie möchte trotzdem weiterhin so speisen wie bisher, ist das kein Problem und du akzeptierst das selbstverständlich, wichtig ist nur, dass du an deine Ernährung, deinen Plan und dein Ziel denkst und dir entsprechend mehr Zeit einplanst, um nicht nur das Essen für deine Familie, sondern auch deine Mahlzeiten zuzubereiten. Nimm Rücksicht und lass deine Familie auf dich Rücksicht nehmen.

Plane voraus und eliminiere Konfliktmöglichkeiten bevor sie auftreten!

Hinweis:
Die grundlegenden Sachverhalte zum Thema Ziel und Plan kannst du in jedem Lebensbereich effektiv anwenden und du wirst überall Erfolge sehen!

3. Was ist wichtig für den Muskelaufbau und welche Rolle spielt die Ernährung?

Die Ernährung wird vor allem von Anfängern, jedoch auch von einigen Fortgeschrittenen weit unterschätzt, deswegen hat sich die körperliche Situation von vielen, auch nach monate- und jahrelangen Training nicht sonderlich verbessert, dir wird das nicht passieren und dadurch wirst du im Vergleich zu anderen, die die Ernährung in ihr Training nicht einbeziehen, deutlich schneller Muskeln aufbauen.

Ich setze für das Ziel Muskelaufbau drei wesentliche Elemente voraus, diese sind:

- **Einstellung / Motivation**
- **Ernährung und**
- **Training**

Es ist essentiell, dass du nur durch deine Einstellung und dein dadurch resultierendes Handeln Erfolge erzielen kannst, deswegen musst du dich selbst motivieren und dein Erlerntes in Handeln umsetzen!
Nur wenn du dein Wissen anwendest, bekommst du positive Ergebnisse!
Mit der falschen Einstellung und ohne Kontinuität wirst du dein Ziel nicht erreichen!

Die richtige Ernährung ist beim Muskelaufbau von elementarer Wichtigkeit. Du kannst noch so viel trainieren, ohne die entsprechende Ernährung kannst du dein Gewicht nicht steigern und dadurch viel weniger Muskelmasse aufbauen. Im „Allgemeinen" wird gesagt, dass die Ernährung ca. 60% des Erfolges ausmacht, ich sage dir: Es ist mehr! Experten und Spitzen-Personaltrainer gehen soweit, dass die Ernährung bis zu 80% des Erfolges ausmacht. Jeder Mensch ist anders und bei jedem funktioniert das Muskelwachstum auf Grund der Genetik verschieden, aber unabhängig deiner Veranlagung, wenn du die Relevanz der Ernährung erkennst, wirst du deinen Fortschritt erheblich steigern.

Das regelmäßige und kontinuierliche Training ist Voraussetzung um überhaupt Muskelmasse aufzubauen, das ist sicherlich selbstverständlich, jedoch solltest du prioritär auf deine Ernährung achten und dich eher sekundär mit der Wahl des richtigen Splits oder des nächsten Supplements beschäftigen.

Wie du das Training angehst und wie du dir deinen persönlichen, erfolgversprechenden Trainingsplan zusammenstellst, lernst du in einem späteren Kapitel.

4. Aufklärung eines Mythos: Was ist eine Diät?

„Nein, das kann ich nicht essen, ich bin auf Diät!“

Du und ich haben diese Worte schon mehrfach gehört, richtig? Was denkst du dir, wenn du diese Worte hörst? Vermutlich stammen sie von jemanden, der sein Gewicht reduzieren möchte und daher nur noch vermeintlich gesunde Lebensmittel in ach so kleinen Portionen zu sich nimmt, oder? Das denkt auf jeden Fall ein Großteil der deutschen Bevölkerung. Bei uns wird das Wort „Diät“ stets mit einer „Schlankheitskur“ in Verbindung gebracht.

International wird der Begriff im Zusammenhang mit einer gewissen Lebensweise oder Lebensart definiert.

Wenn wir von „Diät“ sprechen, handelt es sich um eine Ernährungsform oder temporäre Nahrungsumstellung um ein vordefiniertes Ziel zu erreichen. Das bedeutet, dass auch die Umstellung der Ernährung um sein Gewicht zu erhöhen eine Form der Diät darstellt. Wichtig ist, dass diese nur temporär, also nur über einen gewissen Zeitraum, durchgeführt werden sollte, eine ausgewogene, abwechslungsreiche und vitaminreiche Ernährung ist mit einer Vielzahl der auf dem Markt vertretenen Ernährungsformen nur bedingt oder überhaupt nicht einzuhalten.

„Eine Diät ist nur so gut, wie ihre Durchführbarkeit“

Dir ist nicht geholfen, wenn du die radikalste Form einer Diät wählst, um dein Ziel in Rekordzeit zu erreichen, wenn du nach 3 Tagen im Rettungswagen liegst, du keine Freude mehr am Essen hast oder sich die Diät einfach nicht in deinen Alltag integrieren lässt.

„Weniger ist auch hier manchmal mehr!“

Deswegen planen wir vorher und werden uns für einen effektiven Weg entscheiden, der dich durchhalten lässt, bist du am Ziel bist!

5. Wie reagiert dein Körper – Wann ändert sich dein Gewicht?

Du musst deinen Körper kennen und wissen wie er sich in welcher Situation verhält, nur so kannst du in der Zukunft eigenständig an dir und deinem Körper arbeiten, deine Ernährung und dein Training selbstständig anpassen, ohne dich vollständig auf das Know-How von anderen verlassen zu müssen. Du kennst deinen Körper am besten!

Wann nimmt dein Gewicht zu und wann nimmt es ab?

Die Antwort ist im Grunde genommen erschreckend einfach:

- Nimmst du genau die Anzahl an Kalorien zu dir, die du verbrauchst, deckst du deinen Kalorienbedarf und dein Körpergewicht bleibt konstant.

- Nimmst du mehr Kalorien zu dir, als du verbrauchst, bedeutet das einen Kalorienüberschuss und du wirst dein Körpergewicht steigern.

- Nimmst du weniger Kalorien zu dir, als du verbrauchst, ist das ein Kaloriendefizit und dein Körpergewicht nimmt ab.

Das ist, auf das wesentliche reduziert, das Prinzip wie „Abnehmen“ und „Zunehmen“ funktioniert.
Es spielen verständlicher Weise auch andere Faktoren eine Rolle, auf die ich in den nächsten Kapiteln weiter eingehen werde. Solltest du jedoch dieses sehr einfache Prinzip verstanden haben und anwenden, bist du deinem Ziel gerade einen gewaltigen Schritt näher gekommen.

6. Kalorien und Makronährstoffe

Damit unser Körper überhaupt funktionieren kann, benötigt er Energie, diese Energie nehmen wir über die Nahrung zu uns. Der Energiegehalt der Nahrung wird in kJ (Kilojoule) bzw. kcal (Kilokalorien) angegeben. Der Energiegehalt eines Nahrungsmittels errechnet sich hauptsächlich aus der Verteilung der Makronährstoffe, welche pro Gramm (g) eine definierte Kilokalorien-Menge (kcal) aufweisen:

- **Eiweiß / Protein** (1g entspricht 4,1 kcal)
- **Kohlenhydrate** (1g entsprich 4,1 kcal)
- **Fett** (1g entspricht 9,3 kcal)

Wie du sehen kannst, hat Fett die höchste Energiedichte und du nimmst durch Fett entsprechend schnell zu. Du hast mit Sicherheit schon bemerkt, dass allgemein „Fett“ in der Bevölkerung meist als etwas Schlechtes dargestellt wird, **aber „Fett“ macht nicht gleich „fett“.**

Der Nährstoff Fett ist lebensnotwendig und muss von außen, also durch die Nahrung, aufgenommen werden. Er ist zuständig für das funktionierende Gehirn und leistungsfähige Muskeln. Eine fettreduzierte Ernährung verschlechtert das Immunsystem, beeinträchtigt die Verdauung und macht den Organismus anfälliger.

Und sind wir ehrlich: Fett ist Geschmacksträger! Darauf möchtest du doch nicht verzichten, oder?
Laut der derzeitigen Studienlage empfehle ich dir mindestens 1g hochwertiges Fett pro Kilogramm Körpergewicht am Tag zu dir zu nehmen. Einige Experten empfehlen sogar 50% der Energie durch hochwertige Fettsäuren zu konsumieren.
Diese findest du beispielsweise in:

- Fisch
- Olivenöl, Speiseleinöl
- Nüssen
- Milchprodukten

Eiweiß und Kohlenhydrate haben eine identisch hohe Energiedichte, trotzdem entscheiden sich beide Nährstoffe grundlegend.
Protein ist u.a. der Baustein für deine Muskulatur, Organe und Immunkörper. Auch Proteine müssen zwangsläufig über die Nahrung aufgenommen werden. Dein Muskel besteht zum Großteil aus Wasser und

Eiweiß, darum ist dieser Nährstoff essentiell für den Muskelaufbau. Der DGE (Deutsche Gesellschaft für Ernährung) empfiehlt für Kraftsportler eine tägliche Eiweißzufuhr von 1,4g – 1,8g pro Kilogramm Körpergewicht. Ich persönlich habe bessere Erfahrungen mit 2g – 2,2g pro Kilogramm Körpergewicht gemacht und empfehle dir daher diese Menge.

Keine Sorge, Studien belegen, dass bei einer permanenten Zufuhr von 3,5g pro Kilogramm Körpergewicht am Tag keinerlei medizinische Nachteile entstehen. Warum du trotzdem zu viel Eiweiß vermeiden solltest, erkläre ich dir gleich.
Protein kannst du zum Beispiel aus folgenden Nahrungsmitteln gewinnen:

- Fisch
- Geflügelfleisch
- Magerquark / Milchprodukte
- Rindfleisch
- Käse
- Hülsenfrüchte

Was aber sind Kohlenhydrate? Sie dienen lediglich als Energielieferant und diese müssen nicht zwangsweise durch Nahrung aufgenommen werden. Ein gesunder Körper stellt bei Bedarf eigenständig Kohlenhydrate her. Daher ist die Umsetzung der bekannten „Low-Carb-Diät" (wenig Kohlenhydrate) in der Regel unbedenklich. Trotzdem empfehle ich dir auch Kohlenhydrate zu dir zu nehmen. Gerade für Kraftsportler ist diese Energiequelle von Relevanz, darum kann ich dir folgende kohlenhydrathaltige Lebensmittel empfehlen:

- Vollkornbrot
- Haferflocken
- Reis
- Vollkornnudeln
- Obst

Fazit:
Du benötigst Fette und Proteine zwangsläufig, damit dein Körper funktionieren kann, wenn du mit den empfohlenen Tagesmengen arbeitest, wirst du feststellen, dass du dein Kilokalorien-Ziel am Tag nicht erreichen wirst. Was bleibt also? Da eine zu hohe Dosis an „Fett" irgendwann zu gesundheitlichen Beeinträchtigungen führt, bleibt nun die Frage, ob du einfach mehr Eiweiß oder Kohlenhydrate zu dir nimmst, um deinen Bedarf zu decken?

Diese Frage möchte ich dir mit Hilfe folgender Studie von Dr. Jose Antonio in Kurzform beantworten:

Ausgangssituation:

- Zwei Gruppen von Männern mit Erfahrung im Krafttraining
- Zeitraum: über 8 Wochen
- Erste Gruppe (Kontrollgruppe) 2,2g Eiweiß pro Kilogramm Körpergewicht pro Tag, Kalorienbedarf am Tag wird gedeckt.
- Zweite Gruppe (Intensivgruppe) 4,4g Eiweiß pro Kilogramm Körpergewicht am Tag, entspricht 2,2g Eiweiß pro Kilogramm Körpergewicht am Tag über dem Kalorienbedarf. Das bedeutet: **Gruppe „Zwei" ist täglich etwa 600 – 800 kcal im Kalorienüberschuss.**
- Beide Gruppen trainieren regelmäßig
- beobachtet wurde die Veränderung des Körpergewichtes über die 8 Wochen.

Ergebnis:
Es gab bei keiner der beiden Gruppen ein Anstieg des Körpergewichts.

Fazit:
Gruppe Zwei hätte theoretisch zunehmen müssen, da sie im Kalorienüberschuss war, hat sie aber nicht, was bedeutet, dass Kalorien nicht gleich Kalorien sind. Es kommt auf den Makronährstoff an, durch welchen sie zugeführt werden. Ich empfehle dir daher in der Aufbauphase deine Kalorien nicht aus einer Überdosis Eiweiß zu gewinnen, da es ab einer gewissen Menge keinen Einfluss auf deine Gewichtsveränderung und somit auf deinen Muskelaufbau hat. Somit rate ich dir, dass du den restlichen Teil deiner Kilokalorien durch hochwertige Kohlenhydrate konsumierst.

Hinweis:
Prinzipiell ist es ratsam, dass du stets auf eine ausgewogene, gesunde, abwechslungsreiche und vitaminreiche Ernährung achtest und genügend Flüssigkeit zu dir nimmst. Ich empfehle dir zwei bis vier Liter Wasser zu trinken. Verfall in kein „Muster" es gibt genügend Auswahl an Lebensmitteln, mit denen du das bisher Gelernte problemlos umsetzen kannst. Weitere Praxistipps und Beispiele folgen im Laufe des Buches.

7. Ermittle deinen Kalorienbedarf!

Du weißt bereits was dein täglicher Kalorienbedarf ist. Das ist exakt die Menge an Kilokalorien, die du am Tag verbrauchst.

Um effektiv an deinem Gewicht zu arbeiten, benötigst du möglichst deinen genauen Kilokalorienbedarf. Da bei dir mit Sicherheit nicht jeder Tag identisch abläuft, macht es Sinn einen Durchschnittswert zu errechnen, ausgehend von einer gesamten Woche (sieben Tage). Das erleichtert die konsequente Durchführung deines Ernährungsplanes um einiges.

Bestimmen kannst du deinen Kalorienbedarf selbst, du benötigst dafür nur wenige Werkzeuge:

- eine Personenwaage, die mindestens auf 100 Gramm genau ist.
- Zettel und Stift oder eine andere Möglichkeit um deine Ergebnisse zu dokumentieren
- einen Referenzwert deines Kalorienbedarfs
- etwas Geduld

Das Prinzip:
Du ermittelst einen Referenzwert für deinen täglichen Kilokalorienbedarf (die Möglichkeiten dafür nenne ich dir im folgenden Schritt). Du wiegst dich am Morgen stets um die gleiche Uhrzeit und zu gleichen Bedingungen. Dann notierst du dir die Ergebnisse. Deine Ernährung passt du entsprechend an, um den ermittelten Referenzwert zu erreichen (Wie du das bewerkstelligen kannst, zeige ich dir anschließend).

Nach wenigen Tagen heißt es Bewerten:
Steigt oder sinkt dein Gewicht? Entsprechend dieses Ergebnisses erhöhst du oder reduzierst du deine Kilokalorien pro Tag um ca. 10%, bis dein Gewicht im Durchschnitt konstant bleibt.

Kleine Abweichungen sind u.a. durch Wassereinlagerungen normal. Die ermittelten Werte werden geringfügig schwanken, du wirst einen Tag schwerer und am anderen leichter sein, das ist vollkommen normal. Auch im Vergleich von Trainingstagen zu Tagen ohne Workout wird dein Gewicht schwanken, da du an Trainingstagen wahrscheinlich mehr Kilokalorien verbrennen wirst. Lass dich dadurch bitte nicht verunsichern, wichtig ist es, dass du deinen Bedarf so genau wie möglich ermittelst, optimal ist, wenn du sieben Tage am Stück dein Gewicht etwa konstant halten kannst.

Hinweis:
Das Folgende trifft mit Sicherheit nicht auf jede Person zu, vermutlich auch nicht auf dich. Trotzdem ist es mir eine Herzensangelegenheit es hier zu erwähnen:
Einige Menschen neigen von ihrer Natur aus zu Übertreibung. Nicht exakt jede Kalorie ist relevant. Verliere nicht den Fokus für das Wesentliche auf der Jagd nach den letzten 50 kcal! Du hast das Ziel deine Muskeln aufzubauen und nicht in einer Therapie zu enden.

So ermittelst du deinen Kalorienbedarf:

Es gibt unzählige Kalorienrechner im Internet mit denen du arbeiten kannst, um einen Referenzwert für deinen täglichen Kalorienbedarf zu bekommen.
Ich empfehle dir mindesten drei verschiedene zu testen und aus den ermittelten Werten den Durchschnitt zu bilden, so ist die Wahrscheinlichkeit relativ hoch, dass dieser Wert annähernd genau ist und du schneller deinen persönlichen Bedarf ermitteln kannst.
Bei der Wahl eines Kalorienrechners solltest du darauf achten, dass er folgende Kriterien von dir abfragt:

Minimum:
- Alter
- Geschlecht
- Körpergröße
- Körpergewicht
- Belastung durch Arbeit (kategorisieren wie anstrengend deine Arbeit ist)

Zusatz:
- Belastung durch Hobbys (Sport, Kraftsport etc.)
- Häufigkeit von Sport pro Woche

Am Ende des Buches steht für dich eine Liste mit externen Links bereit. In dieser Liste findest du auch von mir empfohlene Kalorienrechner, die diese Anforderungen erfüllen.

Jetzt bist du befähigt deinen eigenen täglichen Kilokalorienbedarf zu ermitteln.

Aus Gründen der Vollständigkeit möchte ich dir noch weitere Varianten zur Ermittlung deines Energiebedarfs vorstellen:

Du kannst deinen Kalorienbedarf bei einigen Ernährungsberatern bestimmen lassen, diese führen Tests mit dir durch und gehen auf deine persönlichen Gegebenheiten ein. Zum Beispiel funktioniert der Stoffwechsel bei jedem Menschen verschieden und jeder verbrennt daher mehr oder weniger Kalorien.
Zudem sind diese Berater in der Lage zu untersuchen, welche Art von Lebensmitteln dein Körper gut bzw. weniger gut umwandeln kann.
Diese Variante ist in der Regel mit höherem finanziellem Aufwand verbunden.

Weiterhin gibt es von verschiedenen Herstellern Fitnessarmbänder, die u.a. deinen Kalorienverbrauch über den Tag bestimmen. Prinzipiell eine gute Sache, da du damit deinen Kalorienbedarf ohne großen Aufwand bestimmen kannst. Nach aktueller Studienlage kann ich dir jedoch keines der Armbänder auf dem Markt empfehlen, da die Werte zum Teil bis zu 40% vom realen Wert abweichen. Bei diesen Toleranzen ist es nicht ratsam diese Produkte zur Bestimmung deines Kilokalorienbedarfs zu nutzen. Ich möchte dir von diesen Armbändern nicht prinzipiell abraten, sie haben häufig auch andere, nützliche Funktionen, die dich zu mehr Bewegung animieren können.

Anwendung für deinen Muskelaufbau:

Um den Muskelaufbau zu fördern musst du zunehmen, daher erhöhst du deinen ermittelten täglichen Kalorienbedarf entsprechend. Ich empfehle dir mit 10% deines errechneten Kalorienbedarfs zu starten und die Veränderung zu beobachten. Du kontrollierst natürlich weiterhin dein Gewicht und wertest die Ergebnisse aus.
Wenn dein Körper mit der erhöhten Kalorienzufuhr über mehrere Tage gut klar kommt, hast du auch die Möglichkeit langsam auf 500kcal, später auch auf noch mehr pro Tag zu erhöhen.

Achtung:
Ohne entsprechendes Training wirst du mit diesen Mengen nicht nur an Muskelmasse zunehmen!

Praxistipp:
Erhöhe die Kalorien in kleinen überschaubaren Schritten, wenn du merkst, dass sich dein Körper in die falsche Richtung verändert, kannst du entsprechend schneller gegensteuern. Ich empfehle dir nicht von einen auf den anderen tag die Differenz der zugeführten Kalorien übermäßig zu erhöhen. Behalte einen kühlen Kopf. Du weißt, dass du dein Ziel erreichen wirst!

Hinweis:
Solltest du Probleme mit deinem Körpergewicht haben oder übergewichtig sein, dann empfehle ich dir nur deinen Kilokalorienbedarf zu decken. Du wirst trotzdem Fett verbrennen und Muskeln aufbauen, wenn du mit den Grundsätzen aus diesem Buch arbeitest.

8 .So kontrollierst du deine Kalorienzufuhr!

„Alle Dinge sind Gift und nichts ist ohne Gift, allein die Dosis machts [..]“
Paracelsus (1493 – 1541)

Um das Wissen zu haben, ob du dein Kilokalorien-Ziel erreichst, ist es notwendig zu errechnen, wieviel Kilokalorien in deiner Mahlzeiten vorhanden sind und wie sich die Makronährstoffe verteilen.
So lernst zum einen dich bewusster zu ernähren und weißt, was du dir mit deiner Mahlzeit zuführst und welche Körperfunktionen du damit unterstützt. Du wirst von nun an viel „lebendiger“ mit deinem Körper umgehen und direkte Auswirkungen von Mahlzeiten beobachten können, die ein Großteil der Menschen noch nie bewusst wahrgenommen hat.

An dieser Stelle möchte ich dir eine kurze Geschichte aus dem Buch *„Die Gesetze der Gewinner“*, geschrieben von Bodo Schäfer, nicht vorenthalten:

„Stellen Sie sich vor, Sie würden ein Rennpferd besitzen, das eine Millionen Dollar wert ist. Wie würden Sie dieses Pferd behandeln und wie würden Sie es füttern? Würden Sie ihm einige Wodka-Lemon zu saufen geben und Pommes frites mit Mayonnaise und Mousse au Chocolat zum Nachtisch? Würden Sie ihm Bier statt Wasser geben und ein Pfund Eis mit extra viel Sahne statt Hafer? Würden Sie das edle Tier mit House-Musik beschallen und nachts mit ihm durch die Lokale ziehen? Würden Sie ihm das Rauchen beibringen und ihm einen Fernseher in den Stall stellen, damit es so richtig nervös wird und schlecht schläft?
Natürlich würden Sie all diese Dinge nicht tun. Aber warum tun so viele Menschen dies ihrem Körper an?“

Bodo Schäfer trifft mit dieser Aussage den Nagel auf den Kopf. Nimm dieses Zitat als Anreiz dafür, die Kilokalorien und die Makronährstoffe deiner Mahlzeiten zu errechnen. Es wird dich deinem Ziel näher bringen und zu einem erhöhten Körperbewusstsein beitragen.

Errechne während du deine Mahlzeiten zubereitest die Kilokalorien und die Makronährstoffe. Dafür benötigst du nur folgende Werkzeuge:

- eine Küchenwaage, die auf ein Gramm genau das Gewicht ermittelt
- Messbecher
- einen Taschenrechner

- Zettel und Stift oder eine andere Möglichkeit die Werte festzuhalten.

Lass kein Lebensmittel außer Acht!
Rechne Getränke, Dips, Brotaufstriche und auch Dressings mit ein.

So gehst du vor:
Du ermittelst mit Hilfe der Tabelle auf der Rückseite der Lebensmittelverpackung die Nährwerte pro Stück oder pro 100g / 100ml. Misst oder wiegst das Essen ab und notierst dir die Werte. Für Obst und Gemüse werde ich dir am Ende des Buches eine Lebensmittelliste mit den entsprechenden Angaben pro 100g bereitstellen.

Wenn du alle Zutaten deiner Mahlzeit abgewogen hast addierst du die Makronährstoffe und die Kilokalorien und du weißt genau, welchen Energiegehalt und welche Verteilung der Makronährstoffe deine Mahlzeit aufweist.
So gehst du bei jeder Mahlzeit vor und dein Ziel ist, dass du am Ende des Tages möglichst genau dein Kilokalorien-Ziel erreichst. Keine Sorge, es kommt die Zeit, in der du in der Lage bist diese Angaben zu schätzen. Das ist reine Erfahrungssache und wenn du einmal den Preis gezahlt hast, um diese Erfahrungen zu sammeln, bist du deinem Ziel näher, als du es gerade jetzt glaubst.

Zusatz:
In der Link-Liste am Ende des Buches stehen Tools für dich bereit, die dich an dieser Stelle effektiv unterstützen können, so wird dein Zeitaufwand minimiert.

Praxistipps:
Plane deine Mahlzeiten!
Planung nimmt dir zum einen lästige Entscheidungen ab und erspart dir viel Zeit.

- Überlege dir bevor du deinen Wocheneinkauf machst, was du an welchem Tag essen möchtest und schreib es dir auf. Bereite dein Essen am Vortag vor und du weißt genau, was du an Kalorien und Makronährstoffen zu dir nehmen wirst und du kannst im Vorfeld Schwachstellen eliminieren, wenn du merkst, dass du zum Beispiel auf zu wenig Eiweiß kommen wirst, kannst du entsprechend im Vorfeld reagieren und bist am Tag darauf entspannt und kannst dich auf andere, wichtige Aufgaben konzentrieren ohne ständig deinen Ernährungsplan im Hinterkopf zu haben.

- Wenn es sich anbietet, dann bereite direkt mehrere Portionen zu und frier einen Teil ein, dann hast du für einen anderen Tag schon eine Mahlzeit vorbereitet und sparst dir die Zeit.

- Schreibe dir deine Lieblingsgerichte mit Mengenangaben, Nährstoffverteilung und Energiegehalt auf, wenn du sie häufiger zubereitest, ersparst du dir das Rechnen.
  (Oder wähle eines der Tools, aus der Link-Liste)

- In Rezeptbüchern und in Online-Rezept-Bibliotheken stehen häufig die Nährwertangaben der gesamten Mahlzeit. Nutze das um Zeit zu sparen.

- Versuch frisch zu kochen. So hast du einen besseren Überblick der Inhaltsstoffe.

- Bezieh deine Familie mit ein, sollten sie Gefallen an den Gerichten gefunden haben, so sparst du dir das Zubereiten mehrerer Speisen und du hast die Möglichkeit mit ihnen zusammen zu kochen und verbindest so die Zeit mit deiner Familie mit dem Arbeiten an deinem Ziel.

- Wenn du bei Geburtstagsrunden auf Arbeit oder anderen Anlässen nicht widerstehen kannst ein Stück Kuchen zu nehmen, dann plane auch das! Beim Zunehmen werden „kleine Sünden" nicht ganz so hart bestraft wie beim Abnehmen. Nur wenn du wirklich nicht anders kannst, dann lass dir 200 – 300 kcal in deinem Ernährungsplan frei für solche „Snacks". Beachte jedoch, dass diverse Lebensmittel deine Makronährstoffverteilung negativ beeinflussen.

- Je mehr Fortschritte du machst, also je mehr du zunimmst, desto höher wird auch dein Kalorienbedarf, prüfe dein Gewicht weiterhin regelmäßig!
  (Vergiss nie: „Zunehmen" ist nicht gleich „Zunehmen"! Du baust Muskelmasse auf!)

9. Grundlagen der Ernährung – Es geht auch ohne „Tracken"

Was sind die grundlegenden Elemente, auf die es in deiner Ernährung ankommt? Ich möchte dir nun einige Informationen und Richtwerte bereitstellen, damit du dir einen Rahmen schaffen kannst, in welchen du dich ernährungstechnisch bewegen kannst. Diese Informationen kannst du im Grunde immer anwenden und du wirst keinen Fehler machen. Selbst wenn du sagst, dass „Tracken" der Kilokalorien nichts für dich ist, weil es einen zu hohen Anteil deiner wertvollen Zeit einnimmt, wirst du auch mit den folgenden Punkten, wenn auch langsamer, Erfolge erzielen:

Wie viele Mahlzeiten solltest du am Tag zu dir nehmen?

Ich empfehle dir 3 bis 6 Mahlzeiten am Tag, weil dieser Bereich die meisten Vorteile mit sich bringt. Wähle die Anzahl Mahlzeiten mit denen du dich wohl fühlst! Jeder Mensch funktioniert und empfindet anders, somit ist es für einige angenehmer nur 3 Mahlzeiten zu sich zu nehmen und andere empfinden es leichter häufiger zu essen, weil sie häufiger das Gefühl brauchen „etwas zwischen den Zähnen zu haben". Finde heraus, was für dich am besten funktioniert.

So erreichst du deine Makro- und Mikronährstoffe auch ohne Zählen:

Dieses Buch baut darauf auf, dass du dein Ziel schnell und gesund erreichst und dafür ist das Errechnen der Kalorien und Makronährstoffe wesentlich und erleichtert dir den Prozess. Zudem bist du motivierter, wenn du schneller Erfolge verzeichnen kannst, dadurch schließt sich ein Kreis – Du erklimmst den Berg als Erster. Trotzdem kenne ich viele Leute, die ihr Ziel auch ohne das Aufzeichnen ihrer Kilokalorien und Nährstoffe angehen möchten, wenn auch du dazu gehörst, unterstütze ich dich gern:

Aus folgenden Lebensmitteln empfehle ich dir den Konsum der Kohlenhydrate:

- Obst
- Vollkorn (Brot, Nudeln)
- Reis
- Kartoffeln
- Haferflocken

Wenn du deine Kohlenhydrate aus Obst gewinnst, konsumierst du zusätzlich wertvolle, essentielle Vitamine. Achte bei der Wahl von Obst darauf, dass vor allem tropische Obstsorten meist einen hohen Zuckeranteil aufweisen. Ziehst du deine Kohlenhydrate aus Vollkorn oder Haferflocken, hast du den großen Vorteil, dass du dir wenig Gedanken über die Zufuhr von Ballaststoffen machen musst, diese sind dadurch in der Regel gedeckt.

Ich empfehle dir folgende Lebensmittelgruppen, um deinen Proteinbedarf zu decken:

- Fleisch
- Fisch
- Milchprodukte,
- Eier
- Hülsenfrüchte

Solltest du keine tierischen Produkte konsumieren und demnach viele Hülsenfrüchte zu dir nehmen, um deinen Proteinbedarf zu decken, hast du den Vorteil, dass viele Ballaststoffe zu dir nimmst, das bedeutet im Umkehrschluss, dass du für deine Kohlenhydrate nicht zwingend Vollkorn essen musst, um deinen Ballaststoff-Bedarf zu decken.

Achtung:
Du kannst auch zu viele Ballaststoffe konsumieren, sollte dir das passieren, wirst du es bei der Verdauung bemerken.
Beim Verzehr von Fleisch und Milchprodukten solltest du stets auf dein Ziel achten, wenn du zunehmen möchtest, kannst du auch etwas fetthaltigeres Fleisch zu dir nehmen und musst nicht zwangsläufig den Quark in der Magerstufe kaufen.

Über diese Lebensmittel kannst du die Zufuhr gesunder Fette steuern:

- Fischöl
- pflanzliche Öle
- Nüsse und Samen

Beim Verzehr von Fetten empfehle ich dir darauf zu achten, dass du mehr Omega-3 Fettsäuren als Omega-6 Fettsäuren zu dir nimmst. Bedenke, dass beide Fettsäuren positive Eigenschaften haben und du daher beide benötigst. Achte lediglich darauf, dass das Verhältnis von Omega-3 zu Omega-6 Fettsäuren stets zu Gunsten von Omega-3 ausfällt. Dieses

Verhältnis wirst du nicht in jeder Mahlzeit erreichen, achte darauf, dass es am Ende des Tages stimmt.

Achtung:
Vermeide erhöhten Konsum von Transfettsäuren. Diese Fette sind im erhöhten Maße gesundheitsschädigend. Sie haben erheblichen Einfluss auf deinen Cholesterinspiegel und können der Grund für Schlaganfälle oder Herzinfarkte sein.
Transfette findest du überwiegend in frittierten Produkten wie beispielsweise Pommes. Auch Kartoffelchips, einige Kekse und eine Vielzahl von „fertigen Lebensmitteln" verfügen über die Transfettsäuren. Genieß solche Lebensmittel mit Vorsicht und nur im Maße.

Um **genügend Mikronährstoffe** zu dir zu nehmen, empfehle ich dir am Tag zwei bis dreimal Gemüse zu konsumieren. Dabei ist es ratsam zu variieren und auch grünes Gemüse, wie zum Beispiel Brokkoli oder Spinat zu verwenden. Auch mit Obst kannst du viele wertvolle Mikronährstoffe aufnehmen, daher empfehle ich dir die tägliche Zufuhr von Obst. Wieviel Obst du benötigst, hängt davon ab, wieviel Gemüse du isst. Solltest du nur wenig Gemüse essen, ist es ratsam deine Vitamine aus der Zufuhr von zwei- bis dreimaligen Obstkonsum zu decken.

Hinweis:
Gemüse ist in der Regel kalorienärmer als Obst. Abhängig von deinem Ziel, empfehle ich dir deine Ernährung in die entsprechende Richtung anzupassen.

Wenn du diese Inhalte in deiner Ernährung berücksichtigst und abwechslungsreich isst, machst du automatisiert sehr vieles richtig und bist auch in der Lage dein Muskelwachstum nennenswert zu steigern.

10. „So viel kann doch kein Mensch essen!?“

Häufig werde ich gefragt, wie es möglich ist diese Mengen am Tag zu sich zu nehmen, die benötigt werden, um sein Kilokalorien-Ziel zu erreichen. Es ist vor allem schwierig für Personen, die ihre Ernährung gerade erst umgestellt haben und die bislang gern Fast-Food konsumiert haben. Mit Fast Food schafft es wahrscheinlich jeder seinen Kalorienbedarf zu decken, nur hilft dir das nicht beim Aufbau von Muskeln, da die Verteilung der Makronährstoffe unvorteilhaft ist und in der Regel die Mikronährstoffe (Vitamine, Mineralstoffe, Aminosäuren etc.) überhaupt nicht ausreichen.

Wenn du aber mit gesunder, ausgewogener Ernährung dein Kilokalorien-Ziel erreichen willst, musst du entsprechend mehr Essen. Gemüse hat verhältnismäßig wenige Kalorien, du solltest jedoch eine entsprechend hohe Menge am Tag zu dir nehmen, um deinen Bedarf an Vitaminen und anderen essentiellen Mikronährstoffen zu decken. In diesem Fall kommt es bei vielen Personen zu dem Effekt, dass sie einfach satt sind und keine Nahrung mehr so sich nehmen können, obwohl das Kalorien-Ziel noch nicht erreicht ist. Dieses Problem kann auf Dauer die Ursache sein, dass du dein Ziel, Muskelmasse aufzubauen, nicht erreichst.

Abhilfe kannst du schaffen, indem du deine Mahlzeiten entsprechend aufteilst. Solltest du zum Beispiel am Tag drei Mahlzeiten zu dir nehmen, also Frühstück, Mittagessen und Abendessen, kannst du deine Mahlzeiten aufteilen, also zum Beispiel auf fünf bis sechs kleinere Mahlzeiten. Damit machst du deinem Körper die Verdauung leichter und erfreust dich einer höheren Vitalität.

Praxistipp:
Hast du Probleme dein Kalorien-Ziel zu erreichen?
Schmecken dir wichtige Lebensmittel, wie zum Beispiel „grünes Gemüse“, einfach nicht?
Dann verflüssige deine Nahrung!

Welchen Vorteil bietet flüssige Nahrung, selbstgemacht, in Form eines Shakes?

- Flüssige Nahrung wird viel schneller verdaut als feste Nahrung.
- Du bist in der Lage die Kalorien genau zu bestimmen.
- Du kannst die Lebensmittel, die dir nicht schmecken, integrieren. Der Geschmack verändert sich durch das Gemisch am Ende.
- Diese Shakes lassen sich äußerst schnell zubereiten.

- In der Rege besteht kein erhöhter finanzieller Aufwand, da du die Lebensmittel des normalen Gebrauchs verwenden kannst.
- Du hast die Chance schnell und einfach viele Kilokalorien zu dir zu nehmen und wirst dein Tagesziel so viel leichter erreichen können!
- Dafür benötigst du nur einen Mixer oder Pürierstab.

Beispiel für einen selbst hergestellten Shake mit hohen Kilokalorien:

Zutaten:

- 400-500ml Flüssigkeit in Form von Wasser, fettarmer Milch oder Vollmilch [Vollmilch 500ml entspricht 325kcal]
- 250g Speisequark Magerstufe [entspricht 165kcal]
- 100g Haferflocken [entspricht 372kcal]
- 1 gehäufter EL / ca. 30g naturbelassene Erdnussbutter [entspricht 174kcal]
- 5-10ml Olivenöl [10ml entspricht 85kcal]
- 1 Banane [entspricht durchschnittlich 100kcal]
- bei Belieben: 30g Whey-Protein in deiner Lieblingsgeschmacksrichtung [entspricht ca. 118kcal]

Dies entspricht folgenden Werten (500ml Vollmilch, 10ml Olivenöl, 30g Whey-Protein):

- Kalorien: 1339kcal
- Eiweiß: 94,5g
- Fett: 49g
- Kohlenhydrate: 118,5g

(Diese Werte sind gerundet und können vom tatsächlichen Produkt geringfügig abweichen)

Die Werte dieses Shakes sind ideal für den Muskelaufbau. Die 1339kcal sind höher als bei den meisten „normalen“ Gerichten, also perfekt für dich, wenn du Probleme hast viel zu essen und dich in der Aufbauphase befindest. Mit über 90g Protein ist dieser Shake auch eine perfekte Eiweißquelle. Solltest du 70 Kilogramm wiegen, hättest du bei einer Referenzmenge von zwei Gramm pro Kilogramm Körpergewicht bereits über die Hälfte deines täglichen Eiweißkonsums erreicht.

Achtung:
In vielen Foren ist die Meinung vertreten, dass der Körper mehr als 30 Gramm Eiweiß in einer Mahlzeit nicht verarbeiten kann und der Überschuss einfach ausgeschieden wird. Dem ist nicht so! Studien haben belegt, dass es irrelevant ist, ob man den Eiweißkonsum über den gesamten Tag konstant hält oder ob man mehr Protein in einer Mahlzeit zu sich nimmt.
Dein Körper ist „intelligent" und scheidet Wertvolle Nährstoffe nicht einfach aus, er benötigt nur mehr Zeit, bis er eine größere, zugeführte Menge vollständig aufgenommen hat.

50 Gramm Fett sind in diesem Fall für dich auch in Ordnung, Es handelt sich um hochwertige Fette, also mehr ungesättigte Fettsäuren als gesättigte Fettsäuren, die du hier im besonderen Maße über die Erdnussbutter und über das Olivenöl konsumierst.

Die 118,5g Kohlenhydrate stammen zum Großteil aus den Haferflocken und der Banane, wodurch du auch hier mit Energie von außen versorgt wirst.

Du kannst die Zutaten natürlich nach deinem Belieben verändern. Dieser Shake zeigt dir jedoch, wie du schnell und ohne Probleme eine zusätzliche Mahlzeit herstellen kannst, die dir die nötigen Nährstoffe liefert, die dein Muskelwachstum unterstützen und dir das Erreichen deines Kalorienziels erleichtern.

11. Fertige „Weight-Gainer“ kaufen – Sinn oder Unsinn?

Natürlich ist die Nahrungsergänzungsmittel-Industrie mit der Problematik der „Aufbauphase“ bereits beschäftigt, deswegen gibt es „Weight-Gainer“ seit längerer Zeit, von verschiedensten Firmen im Handel. Diese Produkte sollen deinem Körper eine hohe Kilokalorienzufuhr zur Verfügung stellen und ihn mit ausreichend Protein versorgen. Der Vorteil von fertigen Weight-Gainern ist es, dass du keine Arbeit damit hast, du hast bereits das fertige Produkt, mischst es mit einer Flüssigkeit und fertig. Nach meiner Meinung ist das jedoch der einzige Vorteil, den diese Produkte mit sich bringen. Wenn du dir einen Weight-Gainer kaufen möchtest empfehle ich dir folgende Hinweise:

- Entscheide, ob du den Weight-Gainer wirklich brauchst. Du kannst dein Gewicht auch über die normale Nahrung entsprechend steigern, das weißt du bereits.
- Greife nur zu diesen Produkten, wenn du nach Umsetzung aller anderen Tipps dein Gewicht nicht steigern konntest.
- Achte auf die Qualität und die Nährwertangaben! Viele Hersteller bieten minderwertige Produkte an.

So entschlüsselst du, ob es sich um ein minderwertiges Produkt handelt:

Verteilung der Nährwerte:
Kohlenhydrate zu Eiweiß → 80% bis 60% zu 20% bis 40%
Ich empfehle dir einen Weight-Gainer mit einem Verhältnis von 60 zu 40.

Qualität der Inhaltsstoffe:
Die Qualität erkennst du nur, wenn der Hersteller die Inhaltsangaben aufschlüsselt, sollte nicht erkennbar sein um was für Kohlenhydrate oder Eiweiß es sich handelt, lass die Finger von diesem Produkt.
Hersteller minderwertiger Produkte verwenden in der Regel Inhaltsstoffe wie Hafermehl, Dextrose, Fructose und Weizenprotein.
Diese Inhaltsstoffe sind für einen Weight-Gainer nicht empfehlenswert und verfehlen ihr Ziel.

Nutze Weight-Gainer mit folgenden Inhaltsstoffen:

- Maltodextrin und
- Whey-Protein

Fazit:
Ob du einen Weight-Gainer brauchst, hängt davon ab, wie schnell zu in der Lage bist dein Gewicht zu steigern, solltest du es nicht schaffen schwerer zu werden, dann kannst du Weight-Gainer-Produkte konsumieren. Selbstverständlich kannst du den Weight-Gainer auch durch einen selbst zubereiteten Shake, wie in Kapitel 10 beschrieben, herstellen. Ich empfehle dir die Variante deinen Weight-Gainer selbst herzustellen, weil du dadurch nicht nur Geld sparst, sondern die Inhalte entsprechend bestimmen kannst. Wenn du dir die Zeit sparen möchtest, dir deinen Shake selbst zusammenzustellen, dann macht es Sinn, wenn du dir einen hochwertigen Weight-Gainer zulegst.

Praxistipp:
Kaufe dir Maltodextrin und Whey-Protein jeweils als einzelnes Produkt und mische sie! So sparst du Geld und kannst das Verhältnis der beiden Inhaltsstoffe selbst auf deine Bedürfnisse abstimmen!

12. Diese Nahrungsmittel sind „gesunde Kalorienbomben"!

Chia-Samen

Von vielen nur als Nahrungsmittel zum Abnehmen angesehen, stimmt das?

Nährwerte auf 100g:

- Kalorien: ca. 490kcal
- Eiweiß: 21g
- Kohlenhydrate: 38g (0g Zucker)
- Fett: 31g (24g mehrfach ungesättigte Fettsäuren)

Diese Samen enthalten hochwertige Proteine und Aminosäuren und einen Großteil des Fettanteils besteht aus hochwertigen, gesunden Omega-3 Fettsäuren. Du nimmst über Chia-Samen die Vitamine A, B und E, sowie wichtige Antioxidantien, Mineralstoffe und Ballaststoffe zu dir. Sie haben beinahe auf jede Funktion im menschlichen Körper eine gesundheitsfördernde Wirkung und sind daher sehr zu empfehlen!

Da Chia-Samen in Europa noch nicht so lange zu bekommen sind und etwaige Nebenwirkungen zum Teil immer noch untersucht werden, geben einige Hersteller eine tägliche Einnahme von maximal 15g an, jedoch wird in Südamerika, wo die Chia-Samen ihren Ursprung haben, schon seit Jahrhunderten eine viel höhere Dosierung angewandt. Trotzdem bin ich kein Mediziner und rate dir daher, dass du nicht mehr als 50-100g pro Tag zu dir nehmen solltest, bei dieser Dosierung kam es bei mir zu keinen Beschwerden.

Ich empfehle dir die Dosierung langsam zu steigern und deinen Körper zu beobachten und dementsprechend mit 15g pro Tag zu beginnen.

Nutze Chia-Samen zum Beispiel in deinem Shake, im Müsli, gemischt mit Haferflocken, in Suppen oder Salaten.

Naturbelassende Erdnussbutter

Besser als ihr Ruf?

Nährwerte auf 100g:

- Kalorien: 578 kcal
- Eiweiß: 29,6g
- Kohlenhydrate: 11,6g
- Fett: 46g

Erdnussbutter schmeckt nicht nur lecker, sondern ist in Maßen auch gesund und empfehlenswert. Der hohe Fettanteil besteht zum Großteil aus ungesättigten Fettsäuren, welche die Produktion von Testosteron fördern und dadurch die Umwandlung von Fett in Muskelmasse positiv beeinflussen. Zudem ist Erdnussbutter reich an Protein, Magnesium und Vitamin E und dadurch ein Lebensmittel, welches ich dir wärmstens in Maßen empfehlen kann. Du kannst es als Brotaufstrich, zum Kochen oder als Zugabe in deinen Kalorien-Shake verwenden.

Frische Walnüsse

Der perfekte Snack für Zwischendurch?

Nährwerte auf 100g:

- Kalorien: 716 kcal
- Eiweiß: 14,4g
- Kohlenhydrate: 6g (3g Zucker)
- Fett: 69,1g

Bereits 50 Gramm der Walnuss reichen aus, um deinen täglichen Bedarf an Omega-3 Fettsäuren abzudecken. Trotzdem solltest du sie nur in Maßen genießen. Zudem liefert die Walnuss Kalzium, Zink, Magnesium und Kalium. Mit über 700 Kilokalorien je 100 Gramm gehört sie definitiv zu meinen Favoriten der leckeren, gesunden und kalorienreichsten Lebensmittel. Sie eignet sich perfekt als kleiner Snack zwischendurch und passt bei Bedarf auch zermahlen in deinen Shake.

Haferflocken

Perfekt für den Muskelaufbau?

Nährwerte je 100g:

- Kalorien: 372 kcal
- Eiweiß: 13,5g
- Kohlenhydrate: 58,7g (0,7g Zucker)
- Fett: 7g (6,6g ungesättigte Fettsäuren)
- Ballaststoffe: 10g

Ich muss ehrlich zugeben, dass die Haferflocken mit gerade einmal 372 Kilokalorien nicht zu den kalorienreichsten Lebensmitteln zählen, jedoch bietet sie viele Vorteile für deinen Körper und ist zu dem mein persönlicher Favorit, der keinen Tag in meinem Ernährungsplan fehlt, daher kann ich dir die Haferflocke hier einfach nicht vorenthalten.

Sie bestehen zu über 60% aus hochwertigen und langkettigen Kohlenhydraten, dadurch liefern sie dir über einen langen Zeitraum Energie, aus diesem Grund empfehle ich dir Haferflocken am Morgen zu dir zu nehmen. Mit 13,5g Protein eignet sich der Hafer ideal für dein Ziel: Muskelwachstum.

Erwähnenswert ist, dass Haferflocken den Cholesterinspiegel senken, wertvolle Vitamine und Mineralstoffe liefern, den Testosteronspiegel erhöhen und wirklich günstig zu erwerben sind.

Hinweis:
Weiche die Haferflocken über die Nacht in Milch oder Wasser ein, dadurch werden sie verträglicher und du kannst größere Mengen zu dir nehmen ohne Verdauungsprobleme zu bekommen.
Ich selbst verzehre am Tag in der Regel 130 bis 200 Gramm in Form von Porridge.

Weiterhin kann ich dir Bananen, naturbelassene Nüsse, Vollmilch, Zartbitterschokolade, Pistazien, Kürbiskerne und Olivenöl, Leinöl sowie Distel-Öl empfehlen, um viele Kalorien zu dir zu nehmen.
Beachte stets, dass kein Lebensmittel von Natur aus schädlich ist, nur die Dosis kann unter Umständen schädliche Nebenwirkungen zeigen.

13. Endlich! – So sieht dein Training aus!

„Die perfekte Ernährung in Kombination mit ausreichendem Training bringt höheren Erfolg, als ausreichende Ernährung mit dem perfekten Training.“

Was meinst du geschieht, wenn sowohl deine Ernährung, als auch dein Training „perfekt“ ist?

Nun zeige ich dir, warum viele Leute durch ihr Training nicht zunehmen, an was du dich halten solltest, um diese Fehler zu vermeiden, welche Übungen in deinen Trainingsplan gehören und wie du deinen eigenen Trainingsplan aufstellen kannst. Natürlich liefere ich dir auch Beispiele in Form von drei verschiedenen Plänen, die du gerne verwenden kannst. Weiterhin werde ich dir aufzeigen, in welchem trainingstechnischen Rahmen du dich bewegen solltest, um Erfolge zu erzielen und um Verletzungen vorzubeugen.

„Weniger ist manchmal mehr.“

Kennst du diese Menschen auch, die der Meinung sind „viel hilft viel“? Ich kenne sie gut, weil ich früher genau so dachte, und du wirst nicht glauben, wie viele davon auf Grund dieses Glaubenssatzes teilweise sechs- bis siebenmal die Woche zum Training gehen. Es gibt selbstverständlich erfahrene Personen, die mit dieser Trainingsform solide Ergebnisse erzielen, jedoch kann ich dir aus mehreren Gründen davon abraten:

- Der offensichtlichste Grund ist deine Zeit – zwischen Arbeit, Familie, Freunden und diversen weiteren Freizeitbeschäftigungen haben viele Leute nicht die Möglichkeit so häufig das Fitnessstudio aufzusuchen.

- Was aber ist mit deinem Ziel: Zunehmen? Bei dieser Trainingsintensität wirst du viele Kalorien verbrennen und das ist der Punkt, dessen viele Anfänger und auch Fortgeschrittene sich nicht bewusst sind. Sie können ihr Gewicht nicht steigern und das Resultat ist, dass sie noch mehr trainieren, weswegen sie noch mehr Kalorien verbrennen und die Chance auf Gewichtssteigerung weiter schwindet. Ein typischer „Teufelskreis“.

- Du musst deiner Muskulatur Pausenzeiten, also trainingsfreie Tage, gönnen. Nur dadurch haben deine Muskeln die Chance zu regenerieren und zu wachsen

Praxistipp:
Es geschieht häufig im Leben, in allen Bereichen, dass man an einem Punkt angekommen ist, an dem man keine Fortschritte mehr verzeichnen kann. Dann ist der Zeitpunkt gekommen einen Schritt zurück zu gehen, sich zu ordnen und zu reflektieren, zu manövrieren, Anlauf zu nehmen und mit Vollgas sein Ziel zu erreichen.
Beim Muskelaufbau empfehle ich dir in einer solchen Situation, dass du dich zunächst auf die Basis berufst, mit dieser Basis wirst du keinen Fehler begehen und definitiv Erfolge erzielen.

14. Trainiere nach diesen Grundlagen:

Die nun aufgeführten „Basics“ ergeben einen Rahmen, in dem ich dir empfehle dich zu bewegen und deinen Trainingsplan entsprechend anzupassen.

Wie häufig solltest du pro Woche trainieren?

Dieser Punkt ist zum einen abhängig von deiner Ausgangsposition, deiner Erfahrung und der Art deines Trainingsplanes. Grundsätzlich empfehle ich dir pro Woche drei- bis fünfmal zu trainieren.
Bist du ein Anfänger und arbeitest mit einem Ganzkörperplan, sind drei Trainingseinheiten pro Woche definitiv ausreichend um zu beginnen. Für einen Split, an denen sich drei Trainingseinheiten unterscheiden, empfehle ich dir fünf Trainingstage pro Woche, damit der jeweilige Muskel in einem ausreichenden Intervall gereizt wird.

So viel Zeit solltest du für dein Training einplanen:

Hier spielt deine Trainingsmethode und deine persönlichen Ausdauer eine Rolle. Je nach Trainingssplit empfehle ich eine Trainingszeit von 45 Minuten bis maximal 75 Minuten. Ich selbst orientiere mich eher an 45 bis 60 Minuten. Dieser Zeitraum reicht definitiv. Versuch aus möglichst kurzer Zeit den maximalen Erfolg zu erzielen. **Trainiere effizient!**

Lange Pausen sind nicht nur „Zeitfresser“!

Zwischen Übungen und Sätzen musst du Pausen einlegen, um dich kurz zu erholen – völlig klar.
Wichtig ist: Schau auf die Uhr! Häufig sehe ich Leute, die über fünf Minuten Pause machen, was absolut nicht mit deinem Ziel, einfach, schnell und effektiv Muskeln aufzubauen, zu vereinbaren ist. Du ziehst dadurch nicht nur dein Training künstlich in die Länge, sondern linderst auch den Effekt.
Ich empfehle dir 60 Sekunden bis 120 Sekunden Pause zwischen Sätzen und Übungen einzulegen. Ich selbst orientiere mich an der unteren Grenze, da die aktuelle Studienlage beweist, dass du in diesem Zeitfenster effektiver Muskeln aufbauen kannst.

Wieviel Sätze empfehle ich pro Übung?

Ich empfehle dir pro Übung mindestens drei Sätze und maximal fünf Sätze zu absolvieren. Bei weniger als drei Sätzen leidet die Effektivität und bis zu fünf Sätze sind unter anderem für Grundübungen empfehlenswert. Du wirst sowohl mit drei, als auch vier oder fünf Sätzen Erfolge erzielen!

Halte dich in diesem Wiederholungsbereich auf:

Die Wiederholungen, die du pro Satz durchführst, sind von der Übung abhängig. Das Muskelwachstum ist nach der aktuellen Studienlage zwischen sechs und acht Wiederholungen am höchsten, deswegen kann ich dir nur diesen Wiederholungsbereich für die Grundübungen empfehlen. Bei der Durchführung von Assistenz- und Isolationsübungen rate ich dir einen anderen Bereich zu wählen, um das Verletzungsrisiko zu minimieren, deswegen empfehle ich dafür den Wiederholungsbereich von acht bis zwölf Wiederholungen.

Vergiss nicht dich aufzuwärmen!

Für viele nur eine abgedroschene Floskel aus dem Schulsport, sie ist jedoch relevant, um dein Ziel in Rekordzeit erreichen zu können. Du linderst dadurch aktiv dein Verletzungsrisiko und umgehst damit die Gefahr für längere Zeit pausieren zu müssen. Ich empfehle dir, dass du dich vor Trainingsbeginn wenige Minuten im Caridobereich deines Fitnessstudios bewegst oder zum Training joggst.
Mach dir zur Pflicht, bevor du mit einer Muskelgruppe beginnst zu trainieren, wenigstens einen Aufwärmsatz mit etwa 15 Wiederholungen durchzuführen.

Nutze den vollen Bewegungsumfang!

Führe stets die komplette Bewegung bei deinen Übungen aus, um den maximalen Anteil an Muskelfasern zu reizen und somit größere Erfolge erzielen zu können. Das Nichteinhalten dieses Grundsatzes kannst du häufig bei der Durchführung von Klimmzügen beobachten. Viele Personen gehen in der Abwärtsbewegung nicht bis ganz nach unten, sondern bringen zum Teil ihre Arme nur kurz über 90 Grad, das hat zur Folge, dass beinahe nur der Bizeps trainiert wird, also der Sinn der Übung, die Stärkung der Rückenmuskulatur, verfehlt wird. Denke daran bei jeder Übung und du wirst die Effektivität der Übungen erhöhen.

Lerne zu trainieren!

Viele vergessen beim Muskelaufbau einen wichtigen Bestandteil: Es ist eine „Sportart". Wenn du eine neue Sportart beginnst zu erlernen, benötigst du zunächst die Grundlagen. Nehmen wir als Beispiel Fußball, du lernst zum einen die Regeln, lernst wie du dir die Schuhe richtig bindest und wie du deine Schienbeinschoner anlegst. Später übst du Dribbling, Passspiel und Schüsse auf das Tor, bis du endlich in der Startelf stehst, vergeht einige Zeit. Du musst nämlich besser werden und die Grundlagen beherrschen.

Beherrschst du bei schweren Mehrgelenksübungen die Grundlagen, also saubere Technik, nicht, drohen dir nicht nur schwere Verletzungen, sondern sinkt auch die Effektivität deines Trainings rapide. Lerne die Technik. Falscher Stolz ist an dieser Stelle nicht angebracht, frag bei erfahrenen Leuten, ob sie dir zeigen können, wie man die Übungen richtig ausführt, vereinbare Termine mit Trainern und dann übe die Übung, bevor du beginnst zu trainieren!

Trainiere bis zum Muskelversagen!

Wenn es dein Ziel ist vier Sätze einer Übung bis zum Muskelversagen durchzuführen, solltest du ein Trainingsgewicht verwenden, welches du bei Satz eins und Satz zwei relativ gut bewältigen kannst, jedoch unter erhöhter Anstrengung. In Satz drei und vier ist dein Ziel, dass du die letzte Wiederholung nur „gerade so", mit letzter Energie und hoher Anstrengung bewältigen kannst. Dadurch ist deine Hypertrophie, also dein Muskelwachstum, am höchsten und du wirst schneller Erfolge sehen und deinem Ziel näher kommen

Tipp:
Lass dir Helfen! Dieser Prozess ist nicht immer ganz ungefährlich, du musst dafür deine Grenzen kennen. Das wohl beste Beispiel ist Bankdrücken: Du liegst direkt unter dem Gewicht, wenn deine Kraft nachlässt und du die letzte Wiederholung nicht bis zum Ende ausführen kannst, bist du dem Gewicht „ausgeliefert". Es wird dir in der Regel nicht gnadenlos auf deinen Körper fallen, kann jedoch sehr schmerzhaft und unangenehm sein, weil du das Gewicht auf dir ablegen musst und dich dann irgendwie versuchst zu befreien. Frag daher Freunde oder andere Besucher im Fitnessstudio höflich, ob sie dich kurz unterstützen können und im Ernstfall einzugreifen.

Trainiere mit „freien Gewichten“!

Ich empfehle dir so schnell wie möglich dein Training mit freien Gewichten zu starten. Viele Anfänger tummeln sich an Geräten, die lediglich einen Muskel isoliert trainieren und an denen man zusätzlich vollkommen unnatürliche Bewegungen absolvieren muss. Wenn du mit Hanteln trainierst, benötigst du in der Regel eine Vielzahl von Muskeln, da du Körperspannung aufbauen musst. Dadurch erreichst du ein passives Training deiner Haltemuskeln und dein Workout wird effektiver. Natürlich kannst du auch Übungen an Seil- bzw. Kabelzügen absolvieren, das mache ich selbst auch. Bei Bedarf kannst du auch an Maschinen trainieren. Lege jedoch dein Fokus auf Training mit Lang- und Kurzhanteln.

15. Diese Übungen sind Pflicht für deinen Erfolg!

Anmerkung:
Ich werde dir die Technik der folgenden Übungen in diesem Buch nicht erklären. Es ist nicht mit meinen Grundsätzen zu vereinbaren, dass ich dir schriftlich die Durchführung und die entsprechenden Techniken der Übungen darlege. Das Risiko, dass beim Lesen wichtige Informationen untergehen, die zu schweren Verletzungen führen können, kann ich nicht eingehen. Ich lasse dich natürlich nicht einfach im Regen stehen. Du wirst in der Link-Liste, am Ende des Buches, entsprechende Videos finden, in denen du die richtige Technik erläutert und vorgeführt bekommst.

Es gibt essentielle Übungen, die in deinem Trainingsplan nicht fehlen dürfen!
In „Fachkreisen" wird häufig von den „Großen Vier" oder den „Grundübungen" gesprochen, diese setzen sich zusammen aus folgenden Übungen:

- **Bankdrücken**
- **Schulterdrücken**
- **Kniebeuge und**
- **Kreuzheben**

Ich empfehle zusätzlich das Integrieren von:

- **Klimmzügen** und
- **Langhantelrudern**

Darum sind diese Grundübungen für deinen Muskelaufbau relevant:

Sie alle sind Trainingsübungen, bei denen eine Vielzahl deiner Gelenke, aktiv arbeitender Muskeln und passive Stützmuskeln zum Einsatz kommen. Diese Übungen fordern von dir ein hohes Maß an Koordination und Konzentration, wodurch dein zentrales Nervensystem auf Hochtouren läuft. Bei solchen komplexen Bewegungsabläufen ist dein Herz-Kreislaufsystem stark gefordert, deine Herzfrequenz steigt an, da dein Körper in diesem Moment einen erzeugten Sauerstoffmangel ausgleichen will.
Zudem schüttet dein Körper dabei Wachstumshormone aus, diese wirken auf deinen gesamten Körper und nicht nur auf die gerade trainierten

Muskelgruppen, dadurch wird ein Wachstumsreiz in deinem ganzen Körper freigesetzt, was sich auf all deine Muskeln positiv auswirkt. Dadurch darf gesagt werden, dass die Grundübungen prinzipiell ausreichen würden, um ein hocheffektives Training zu absolvieren.

Was sind Assistenzübungen?

Diese Übungen unterstützen das Training der Muskeln, die du bereits durch die oben erwähnten sechs „Pflichtübungen" trainierst. Dadurch kannst du im Nachhinein die jeweilige Muskelgruppe intensiver reizen und unter anderem gezielter trainieren.

Ich werde dir ein paar Übungen für die relevanten Muskelgruppen nennen, die du jedoch nicht in ihrer Gesamtheit in deinen Plan einbinden musst. Ich empfehle dir je Muskelgruppe eine bis maximal drei Assistenzübungen zu wählen. Auch hier gilt der Grundsatz: „Weniger ist mehr"

Beispiele für Assistenzübungen für dein Beintraining:

- **Bein-Strecker:**
  Diese Übung kann ich persönlich zum Aufwärmen mit wenig Gewicht empfehlen, bevor du mit Kniebeugen beginnst. Als reine „Trainingsübung" mit hohem Gewicht, finde ich die Übung weniger geeignet, weil sie die Kniegelenke stark belastet.

- **Bein-Curles / Bein-Beuger:**
  Mit dieser Übung stehen die hinteren Oberschenkel im Fokus. Diese Muskelpartie steht bei Kniebeugen nicht im Fokus, daher eignet sie sich hervorragend in Kombination für dein Beintraining.

- **Ausfallschritte:**
  Durch Ausfallschritte wird deine Muskulatur ähnlich beansprucht wie bei Kniebeugen, hinzu fordern sie ein hohes Maß an Koordination. Solltest du lieber weniger Sätze Kniebeuge durchführen, kannst du mit Ausfallschritten dein Training intensivieren.

- **Wadenheben:**
  Je nach Bedarf und deiner Zufriedenheit mit deinen Waden, empfehle ich dir diese Übung in deinen Trainingsplan zu integrieren. Du beanspruchst deine Waden natürlich auch bei der Durchführung von Kniebeugen, trainierst sie damit aber nicht so effektiv.

Beispiele für Assistenzübungen für dein Brusttraining:

- **Schrägbankdrücken:**
  In der Regel führen die Meisten Fitnessstudiobesucher Bankdrücken auf einer flachen Bank und mit einer Langhantel durch. Dagegen ist natürlich nichts einzuwenden, ich empfehle dir jedoch als Ergänzung eine Schrägbankübung durchzuführen. Ich rate dir auf Grund der Abwechslung Kurzhanteln zu nutzen. Durch das Drücken auf der Schrägbank trainierst du effektiver den oberen Brustmuskel, der auf der Flachbank häufig zu kurz kommt, deshalb empfehle dir dringend eine Flachbank und eine Schrägbankübung, wahlweise mit der Langhantel oder mit Kurzhanteln.

- **Dips**:
  Mit Dips trainierst du nicht nur Schultern und Trizeps, sondern kannst auch effektiv die Brust trainieren.

- **Flyer / Butterfly / Fliegende:**
  Wie auch immer du diese Übung nennen möchtest, wenn du Defizite in deiner Brustmuskulatur hast, ist es sinnvoll diese Übungsvariante einzusetzen, da du damit fast ausschließlich die Brust trainierst. Du kannst abhängig deiner Vorlieben diese Übung mit Kurzhanteln, am Kabelzug oder an der entsprechenden Maschine durchführen. Ich empfehle dir, auf Grund des Einsatzes von freien Gewichten, die erste Variante.

- **Liegestütze:**
  Bewährte Übung mit dem Körpergewicht, die viel Körperspannung benötigt.

Beispiele für Assistenzübungen für den Rücken:

Solltest du Kreuzheben, Langhantelrudern und Klimmzüge in derselben Trainingseinheit durchführen, brauchst du nicht zwingend eine Assistenzübung. Im folgenden Verlauf des Buches, wirst du sehen, wie man diese Übungen auch effektiv teilen kann.

- **Kurzhantel-Rudern:**
  Eine effektiv und eine sehr konzentrierte Form des Ruderns und daher als Ergänzung perfekt geeignet.

- **Rudern am Kabelzug mit engem Griff**:
  Optimale Ergänzung zum Langhantelrudern. Du kannst die Übung sehr konzentriert und bei Bedarf auch langsamer durchführen, wodurch du den Muskel noch einmal anders reizen kannst. Du kannst dabei deinen unteren Rücken zusätzlich positiv einbinden, indem du den Oberkörper leicht nach vorn und hinten bewegst.

- **Latzug von oben mit engem Griff:**
  Als Ergänzung zu Klimmzügen mit weitem Griff kann ich diese Übung sehr empfehlen, als Vorteil ist erwähnenswert, dass du bei dieser Übung unter anderem viel Gewicht bewegen kannst. Hier spielt dein Bizeps eine große Rolle und wird effektiv in dein Rückentraining eingebunden.

Beispiele für Assistenzübungen für die Schulter:

- **Seitheben:**
  Für mich die effektivste Assistenzübung für deine Schulter und grandios für die seitliche Schultermuskulatur. Die perfekte Ergänzung zum Schulterdrücken.

- **Dips:**
  Bei aufrechter Ausführung effektiv für Schulter und Trizeps.

Tipp:
Deine Schulter wird bei den Bankdrückvarianten ebenfalls beansprucht. Du kannst diese Übungen für eine Vorerschöpfung nutzen und somit dein Schultertraining mit weniger Gewicht ausführen, was dein Verletzungsrisiko minimiert.

Armmuskulatur:

Du trainierst deine Armmuskulatur, speziell Bizeps und Trizeps (Armbeuger und Armstrecker), bei vielen Übungen einzeln mit, weswegen ich Übungen für diese Muskeln lediglich als Assistenz- bzw. Isolationstraining betrachte. Wenn du deine Armmuskulatur stärken möchtest oder dir einfach einen brachialen Bizeps wünschst, ist das absolut nicht verwerflich und demzufolge sinnvoll, wenn du Übungen speziell für die Arme in deinem Trainingsplan aufnimmst. Ich empfehle dir eine dieser Übungen pro Muskel an das Ende deiner Trainingseinheit zu setzen:

Bizeps:

- Bizeps-Curles mit Langhantel, SZ-Hantel oder Kurzhanteln im normalen Griff oder Hammergriff
- Bizeps am Kabelzug liegend oder stehend.

Trizeps:

- Frenchpress
- diverse Trizeps-Übungen mit Kurzhantel oder Kabelzug

Bauchmuskulatur:

Beim Trainieren der Bauchmuskeln sehe ich ähnliche Aspekte wie beim Armtraining, jedoch ist in meinen Augen die Relevanz für Bauchtraining höher. Die Bauchmuskeln stabilisieren deinen gesamten Körper, ohne sie wärst du nicht in der Lage aufrecht zu gehen. Viele junge Leute übertreiben das Bauchtraining jedoch, da der Wunsch endlich ein „Six-Pack" zu bekommen von enormer Größe ist, aber auch hier zählt nicht die Quantität.

Durch Übertraining der Bauchmuskeln und Vernachlässigung der unteren Rückenmuskulatur, entstehen Fehler in der Körperhaltung. Ich empfehle dir für die Bauchmuskulatur zwei Übungen in deinem Trainingsplan zu integrieren. Du unterstützt dadurch die Ausführung von schweren Grundübungen wie Kniebeugen und Kreuzheben besonders, da dein Bauch maßgeblich für deine Stabilität und Spannung sorgt.

Diese Übungen kannst du unter anderem am Ende deiner Trainingseinheit verwenden:

- Toes to bar oder Knees to Elbow
- Beinheben
- Sit-Ups in verschiedenen Variationen

16. Erstell dir deinen Trainingsplan!

Durch das bisher Gelernte bist du in der Lage dir deinen eigenen Trainingsplan zusammenzustellen. Dir stehen alle wichtigen Rahmenbedingungen, grundlegende und assistierende Übungen zur Verfügung, um deinen Plan auf deine persönlichen Bedürfnisse anpassen zu können. Beachte dabei stets die im vorherigen Kapitel genannten Grundsätze.

Legende:

- Übung (z.B Kniebeugen)
- Anzahl der Sätze (z.B. 3-4x)
- Anzahl der Wiederholungen pro Satz (z.B 6-10 Wdh.)

Trainingsplan 1

Name: Ganzkörpertrainingsplan
Anzahl der Trainingseinheiten: 1
Trainingstage pro Woche: 3-4
Trainingszeit: 60 bis 75 Minuten

Tainingseinheit

Übung	Sätze und Wiederholungen
Kniebeugen	3-4x á 6-10 Wdh.
Kreuzheben	3-4x á 6-10 Wdh.
Langhantel-Rudern	3-4x á 6-10 Wdh.
Bankdrücken	3-4x á 6-10 Wdh.
Schulterdrücken	3-4x á 6-10 Wdh.
Toes to bar	3x á 10 Wdh

Erklärung:
Mit diesem Trainingsplan trainierst du mehrmals in der Woche deinen gesamten Körper. Die Intensität kommt dabei nicht durch das Durchführen vieler Übungen, sondern durch das häufige Reizen deiner Muskulatur an mehreren Tagen der Woche. Der Vorteil ist, dass du viele Muskelgruppen in kurzer Zeit trainieren kannst und der Plan hauptsächlich aus den wichtigsten Grundübungen besteht, die dir die größten Erfolge versprechen. Er eignet sich besonders für dich, wenn du nicht an vielen Tagen der Woche zum Trainieren kommst und daher eher pro Trainingseinheit etwas länger im Fitnessstudio bist.

Trainingsplan 2

Name: Push & Pull
Anzahl der Trainingseinheiten: 2, abwechselnd
Trainingstage pro Woche: 4
Trainingszeit: 60 Minuten

Trainingseinheit „Push“

Übung	Sätze und Wiederholungen
Kniebeugen	4-5x á 6-8 Wdh.
Wadenheben	4x á 8-10 Wdh.
Langhantel-Flachbank-Drücken	4x á 6-8 Wdh.
Kurzhantel-Schrägbank-Drücken	4x á 6-8 Wdh.
Langhantel-Schulterdrücken	4x á 6-8 Wdh.
Seitheben	3-4x á 8-10 Wdh
Frenchpress	3x á 8-10 Wdh.

Trainingseinheit „Pull“

Übung	Sätze und Wiederholungen
Kreuzheben	4-5x á 6-8 Wdh.
Langhantel-Rudern	4x á 6-8 Wdh.
Klimmzüge (evtl. Klimmzugmaschine)	4x á 6-10 Wdh.
Rudern sitzend – enger Griff	4x á 6-10 Wdh.
Bizeps-Curles – Kurzhantel	4x á 8-10 Wdh.
Toes to bar	3x á 10 Wdh
Sit-Ups	3x 10 Wdh.

Erklärung:
Mit diesem Trainingsplan trainierst du deinen gesamten Körper an zwei verschiedenen Trainingstagen. Da die Muskulatur, die in der ersten Trainingseinheit gereizt wurde, das Muskeltraining der zweiten Trainingseinheit nicht einschränkt, hast du die Möglichkeit an zwei aufeinanderfolgenden Tagen dein Training zu absolvieren. Deine Flexibilität steigert sich dadurch.

In der „Push-Einheit“ wird deine drückende Muskulatur trainiert. Du arbeitest in diesem Fall an deinen Beinen, deiner Brust, deiner Schulter und an deinem Trizeps. Solltest du bereits kräftige Waden haben, musst du diese nicht unbedingt isoliert trainieren. Ich empfehle dir für diesen Fall eine andere Beinübung in deinen Trainingsplan einzufügen.

In der zweiten Trainingseinheit, der „Pull-Einheit“, trainierst du deine ziehende Muskulatur. Der Fokus liegt auf deinem unteren und oberen Rücken, deinem Bizeps und Bauch.

In diesem „2er-Split“ trainierst du deinen gesamten Körper unter Verwendung aller Grundübungen. Da das Training auf zwei Tage aufgeteilt ist, bist du in der Lage zusätzlich einige Assistenzübungen in deinen Plan aufzunehmen, wodurch du die entsprechende Muskelgruppe effektiver und gezielter trainieren kannst, wie hier im Plan: u.a. durch Wadenheben und Bizeps-Curles.

Trainingsplan 3

Name: Push – Pull – Beine
Anzahl der Trainingseinheiten: 3, rotierend
Trainingstage pro Woche: 5, mindestens 4
Trainingszeit: 45 – 60 Minuten

Trainingseinheit „Push“

Übung	Sätze und Wiederholungen
Langhantel-Flachbank-Drücken	4-5x á 6-8 Wdh.
Kurzhantel-Schrägbank-Drücken	4x á 6-8 Wdh.
Dips	4x á 6-10 Wdh.
Langhantel-Schulterdrücken	4x á 6-8 Wdh.
Seitheben	4x á 8-10 Wdh.
Trizepsstrecker Kabelzug	3-4x á 8-10 Wdh

Trainingseinheit „Pull“

Übung	Sätze und Wiederholungen
Klimmzüge	4-5x á 6-8 Wdh.
Langhantel-Rudern	4-5x á 6-8 Wdh.
Rudern sitzend – enger Griff	4x á 6-8 Wdh.
Latzug von oben – enger Griff	4x á 6-8 Wdh.
Bizeps-Curles – Kurzhantel	3x á 8-10 Wdh.

Trainingseinheit „Beine“

Übung	Sätze und Wiederholungen
Kniebeugen	4-5x á 6-8 Wdh.
Kreuzheben – mit Beinbeteiligung	4-5x á 6-8 Wdh.
Bein-Beuger	4x á 8-10 Wdh.
Wadenheben	4x á 8-10 Wdh.
Toes to bar	3x á 10 Wdh.
Sit-Ups	3x á 10 Wdh

Erklärung:
Durch das Durchführen von drei verschiedenen Trainingseinheiten, kann die Intensität des Trainings erhöht und die aufgebrachte Zeit pro Trainingseinheit vermindert werden. Du kannst theoretisch alle Trainingseinheiten an aufeinanderfolgenden Tagen durchführen, da keine Trainingseinheit eine andere Trainingseinheit einschränkt. Du kannst mit diesem „3er Split" effektiv, schnell und mit Erfolg trainieren.

Am ersten Trainingstag, der Push-Einheit, werden Brust- und Schultermuskulatur effektiv trainiert und am Ende stärkst du isoliert deinen Trizeps.

Die „Pull-Einheit" zeichnet sich in diesem Plan nicht nur durch ihre Kürze aus, sondern wird dir auch ein effektives Rückentraining mit anschließender Bizeps-Isolation geboten.

Ungewöhnlich für das Beintraining ist hier die Übung „Kreuzheben". Wenn du beim Kreuzheben so weit nach unten gehst, wie möglich und somit die Beine mit einbindest, ist diese Übung nicht nur effektiv für deinen unteren Rücken, sondern stärkt zusätzlich deine Beine!

Zusätzlich trainierst du am „Bein-Tag" deinen Bauch, der diesen Trainingstag perfekt abrundet. Durch diesen Trainingsplan trainierst du deinen gesamten Körper und wirst für deine Trainingseinheiten nicht länger als 60 Minuten benötigen. Schaffst du es pro Woche fünfmal zu trainieren? Dann ist diese Form des Trainingsplanes ideal für dich!

Jetzt kannst du mit deinem Training beginnen! Du kennst alle grundlegenden Regeln, mit denen dein Training zum Erfolg führt. Du hast Kenntnisse über eine Vielzahl von Übungen und dir ist die positive Auswirkung und die Notwendigkeit der Grundübungen bekannt. Zusätzlich hast du drei verschiedene Trainingspläne, die deinen Bedürfnissen entsprechend anpassen und verändern kannst.

Praxistipp:
Schreib heute noch deinen neuen Trainingsplan und starte so schnell wie möglich mit der Umsetzung! Notiere deine Kraftwerte und mach dir somit klar, wie schnell du in der Lage bist dich zu steigern. Das wird dir zusätzliche Motivation verleihen und jedes Training zu einem Sieg werden lassen.

17. Deine Treppe zum Erfolg:

- **1.Stufe:** Visualisiere und manifestiere dein Ziel – Lass es nie aus den Augen!

- **2.Stufe:** Plane deinen Tag, deine Woche und deinen Erfolg!

- **3.Stufe:** Lerne deinen Körper zu verstehen!

- **4.Stufe:** Was du sähst, wirst du ernten. – Gib deinem Körper die Nahrung, die er wirklich braucht!

- **5.Stufe:** Lerne zu üben, übe zu trainiere, trainiere um zu wachsen! – Bau zuerst das Fundament, nicht die Fenster!

- **6.Stufe:** Geduld, Ausdauer und Kontinuität zahlen sich aus. – Gib niemals auf!

- **7.Stufe:** Schau in den Spiegel und sei stolz auf dich! – Genieß für einen Moment den Gipfel –

  Doch du hast keine Zeit dich auszuruhen! Geh zurück zur ersten Stufe!

Schlusswort

Ich muss mich herzlichst bei dir bedanken, dass du bis zu dieser Stelle aufmerksam gelesen hast. Du weißt nun, wie du dich angemessen und erfolgsversprechend ernähren kannst und welche Grundsätze du bei deinem Training beachten solltest, um möglichst effektiv deinem Ziel näher zu kommen. Du hast das System des Trainingsplanes verstanden und bist in der Lage dir deinen persönlichen Plan auszuarbeiten.

Der Weg zum Traumkörper ist kein Sprint, das ist dir auch bewusst, deswegen arbeite auch an deinen mentalen Fähigkeiten, halte dir dein Ziel vor Augen und lerne dich selbst zu motivieren! Ich weiß, dass du es schaffen wirst.

Woher ich es weiß? Erinnerst du dich an Paul? Ich habe ihn dir am Anfang des Buches kurz vorgestellt. Wie ist ihm wohl ergangen? Du kannst es dir mit Sicherheit bereits denken.
Er hat das angewandt, was du gerade gelesen hast und er hat nicht nur sein Ziel, Muskelaufbau, erreicht, sondern sein Leben verbessert.

Er weiß heute, dass er jedes Ziel erreichen kann, wenn man diszipliniert und kontinuierlich dafür arbeitet. Du kannst alles adaptieren, auf alle Lebensbereiche und überall deine Siege feiern. Dabei wünsche ich dir maximalen Erfolg, grenzenloses Durchhaltevermögen und viel Spaß bei der Umsetzung deiner Ziele.

Dein Traumkörper wartet schon auf dich. Schnapp ihn dir!

Herzlichst,
dein René

P.S. Ich möchte dir mit diesem Buch den maximalen Mehrwert und Erfolg liefern. Da ich dieses Buch ständig erweitern, verbessern und aktualisieren werde, bist du in der Lage diesen Vorgang zu unterstützen und auch allen zukünftigen Lesern damit zu helfen. Ich würde mich jetzt über dein positives Feedback in Form einer Rezension sehr freuen. Solltest du Anregungen oder Fragen bezüglich der Inhalte des Buches haben oder einmal einfach nicht weiter wissen, dann kontaktier mich bitte unter meiner privaten Email-Adresse:

r.engert503@gmail.com

Dein Erfolg ist mein Anliegen – Ich bin weiterhin für dich da.

Auf der nächsten Seite folgt die im Buch versprochene Liste mit Videos, Apps, Tools und Links, die dich unterstützen werden.

Link-Liste

Ich habe zu keinen der Betreiber der folgenden Seiten in irgendeiner Form Kontakt, noch ziehe ich einen Vorteil daraus, dass ich dir diese Links bereitstelle. Es handelt sich lediglich um meine persönlichen Empfehlungen.

Kalorienrechner:

Diese drei Kalorienrechner entsprechen den von mir aufgestellten Anforderungen:

- https://www.rockanutrition.de/pages/kalorienrechner

  Dieser Kalorienrechner ist selbsterklärend und liefert, nach meinen Erfahrungen, erstaunlich gute Werte.

- https://www.micsbodyshop.de/kalorienrechner

  Ein echt guter Kalorienrechner. Du kannst deine tägliche Arbeit kategorisieren, viele Aktivitäten genau hinzufügen und exakt bestimmen (Wie oft pro Woche und wie lang pro Tag). Einziger Nachteil dieses Rechners ist, dass du dich in den Newsletter eintragen musst, um dein Ergebnis zu erhalten.

- http://www.apotheken-umschau.de/kalorienrechner

  Dieser Kalorienrechner ist sehr umfangreich, was du auf dem ersten Blick nicht sehen kannst, da er zuerst deinen Grundumsatz errechnet. Danach führt er dich Schritt für Schritt durch weitere Punkte, wie Sport, Freizeit und Haushalt, in welchen du viele Aktivitäten auswählen kannst und auf die Minute genau bestimmen kannst. Du wirst hier in der Regel einen recht hohen Wert als Ergebnis bekommen, da du nicht auswählen kannst, wie oft du welche Tätigkeit pro Woche ausübst. Du kannst dann jedoch mit einfachem Dreisatz ein vernünftiges Ergebnis schnell selbst errechnen.

Nährwertangaben für Obst und Gemüse:

- Liste für Obst:

  http://kalorien-guru.de/obst

- Liste für Gemüse:

  http://kalorien-guru.de/gemuese

Solltest du auf dieser Seite einmal nicht fündig werden, kannst du folgende nutzen, um eigentlich jedes Lebensmittel mit den entsprechenden Nährwertangaben zu finden.

http://fddb.info/

Diese Tools helfen dir beim Tracken und bei der Durchführung deines Ernährungsplanes:

- **„MyFitnessPal“**
  Du kannst „MyFitnessPal“ am PC oder auf deinem Smartphone nutzen. Du hast eine riesige Datenbank von Lebensmitteln, das System merkt sich deine Lieblingsnahrungsmittel, du kannst einzelne Nahrungsmittel oder komplette Mahlzeiten hinzufügen. Du hast die Chance eigene Nahrungsmittel zu „erstellen“ und mit deinen Werten zu versehen. Ideal als Ernährungstagebuch, um dich an deinen Plan zu halten.

- **„FDDB Extender – Kalorienzähler“**
  Mit dieser App kannst du beinahe jedes Lebensmittel und seine Nährwerte bestimmen, Lebensmittel mit Barcode scannen, deine Lieblingsprodukte speichern, eigene Rezepte hinzufügen und Makronährstoffe bei Bedarf selbst hinzufügen. Du kannst es als Ernährungstagebuch nutzen, was in der Lage ist deine Daten für dich auszuwerten.

Ich habe dir von beiden Systemen nur ein paar Funktionen aufgezählt. Beide sind sehr umfangreich und empfehlenswert. Teste am besten selbst!

Videos zur Technik und Durchführung der wichtigsten Trainingsübungen:

Ich werde dir zu jeder Übung mehrere Videos zur Auswahl geben, um keinen Darsteller zu favorisieren.

Bankdrücken:

Beide Darsteller zeigen dir häufig auftretende Fehler, die beim Bankdrücken zu vermeiden sind. Beide Videos sind inhaltlich ziemlich identisch. Beide Videos sind hier mit Langhantel auf der Flachbank. Du kannst die aufgezählten Tipps natürlich mit Kurzhantel oder Schrägbank adaptieren.

Für Leser des eBooks:

https://www.youtube.com/watch?v=q31HOsg1uQ8

https://www.youtube.com/watch?v=p3aCH7CLTIs

Für Leser der gebundenen Ausgabe:
Suchbegriff Youtube:

Smartgains Bankdrücken Ausführung

Julian Zietlow Fehler Bankdrücken

Schulterdrücken:

In folgenden Videos wird dir Schulterdrücken mit Lang- und mit Kurzhantel vorgeführt. Du kannst natürlich beide Varianten stehend oder sitzend ausführen.

Für Leser des eBooks:

Mit Langhantel stehend:
https://www.youtube.com/watch?v=SoGBDKEq4mw

Mit Kurzhantel sitzend:
https://www.youtube.com/watch?v=IatFCgz-DPU

Für Leser der gebundenen Ausgabe:
Suchbegriffe Youtube:

Johannes Kwella Schulterdrücken richtige Ausführung

Smartgains Kurzhantel Schulterdrücken

Kniebeugen:

Die folgenden Videos zeigen dir einmal die „herkömmlichen" Kniebeugen und einmal „Frontkniebeugen". Entscheide selbst welche Übung deinen Vorlieben entspricht.

Für Leser des eBooks:

Kniebeugen – Hantel hinten:
https://www.youtube.com/watch?v=WTwing3jK6k

Frontkniebeugen: https://www.youtube.com/watch?v=ChyXx7R69xk

Für Leser der gebundenen Ausgabe:
Suchbegriffe Youtube:

Ben Sattinger Kniebeugen richtige Technik

Julian Zietlow Frontkniebeuge

Kreuzheben:

Du bekommst hier ein Technik- und ein Variantenvideo zur Ausführung von Kreuzheben.
Ich empfehle dir zunächst die herkömmliche Variante aus dem ersten Video zu üben.

Für Leser des eBooks:

Technik: https://www.youtube.com/watch?v=eUhawFmUXZ0

Arten: https://www.youtube.com/watch?v=jRaOI_JQYZk

Für Leser der gebundenen Ausgabe:
Suchbegriffe Youtube:

JoePaleoTV Kreuzheben Technik

Muskelmacher 3 Varianten Kreuzheben

Rudern:

Für Leser des eBooks:

Einmal die Variante mit der Langhantel und einmal am Kabelzug.

Langhantelrudern:
https://www.youtube.com/watch?v=-ewo4tYvSJM

Rudern am Kabelzug: https://www.youtube.com/watch?v=w4uzzDKiM9U

Für Leser der gebundenen Ausgabe:
Suchbegriffe Youtube:

Smartgains Langhantelrudern Ausführung

Julian Zietlow Rudern im Sitzen

Klimmzüge:

Für Leser des eBooks:

Technik:
https://www.youtube.com/watch?v=aH8AWKQHOGg

Du schaffst noch keine Klimmzüge?
https://www.youtube.com/watch?v=UXHsj65ELIk

Für Leser der gebundenen Ausgabe:
Suchbegriffe Youtube:

JoePaleoTV Klimmzüge richtige Ausführung

Calisthenics Tutorial - Klimmzüge lernen

Diese Arten um Klimmzüge zu erlernen, kannst du auch im Fitnessstudio oder zu Hause durchführen. Eine super Alternative ist, wenn du eine Klimmzugmaschine im Studio hast, an dieser kannst du ein Gegengewicht einstellen und ziehst dementsprechend weniger Körpergewicht nach oben.

Dips:

Beide Darsteller geben dir wichtige Hinweise zur korrekten Durchführung von Dips. Solltest du mit den Dips noch Probleme haben, dann kannst du diese in der Regel auch an der Klimmzugmaschine üben, meist ist das ein Kombinationsgerät.

Für Leser des eBooks:

https://www.youtube.com/watch?v=KE6WcVr0SGc

https://www.youtube.com/watch?v=HoINWAIOppM

Für Leser der gebundenen Ausgabe:
Suchbegriffe Youtube:

Johannes Kwella Bar Dips Tutorial

JoePaleoTV Dips richtige Ausführung häufige Fehler

Impressum

René Engert
Magnusstr. 8
30827 Garbsen

Jahr der Veröffentlichung 2016

Verantwortung für den Druck: Amazon Distribution GmbH, Leipzig

16587112R00038

Printed in Poland
by Amazon Fulfillment
Poland Sp. z o.o., Wrocław